Ирина Кутлубаева

# Гигиеническая оценка состояния здоровья школьников 7-14 лет г.Уфа

Ирина Кутлубаева

# Гигиеническая оценка состояния здоровья школьников 7-14 лет г.Уфа

LAP LAMBERT Academic Publishing

## Impressum / **Выходные данные**

Bibliografische Information der Deutschen Nationalbibliothek: Die Deutsche Nationalbibliothek verzeichnet diese Publikation in der Deutschen Nationalbibliografie; detaillierte bibliografische Daten sind im Internet über http://dnb.d-nb.de abrufbar.
Alle in diesem Buch genannten Marken und Produktnamen unterliegen warenzeichen-, marken- oder patentrechtlichem Schutz bzw. sind Warenzeichen oder eingetragene Warenzeichen der jeweiligen Inhaber. Die Wiedergabe von Marken, Produktnamen, Gebrauchsnamen, Handelsnamen, Warenbezeichnungen u.s.w. in diesem Werk berechtigt auch ohne besondere Kennzeichnung nicht zu der Annahme, dass solche Namen im Sinne der Warenzeichen- und Markenschutzgesetzgebung als frei zu betrachten wären und daher von jedermann benutzt werden dürften.

Библиографическая информация, изданная Немецкой Национальной Библиотекой. Немецкая Национальная Библиотека включает данную публикацию в Немецкий Книжный Каталог; с подробными библиографическими данными можно ознакомиться в Интернете по адресу http://dnb.d-nb.de.
Любые названия марок и брендов, упомянутые в этой книге, принадлежат торговой марке, бренду или запатентованы и являются брендами соответствующих правообладателей. Использование названий брендов, названий товаров, торговых марок, описаний товаров, общих имён, и т.д. даже без точного упоминания в этой работе не является основанием того, что данные названия можно считать незарегистрированными под каким-либо брендом и не защищены законом о брендах и их можно использовать всем без ограничений.

Coverbild / Изображение на обложке предоставлено: www.ingimage.com

Verlag / Издатель:
LAP LAMBERT Academic Publishing
ist ein Imprint der / является торговой маркой
OmniScriptum GmbH & Co. KG
Heinrich-Böcking-Str. 6-8, 66121 Saarbrücken, Deutschland / Германия
Email / электронная почта: info@lap-publishing.com

Herstellung: siehe letzte Seite /
Напечатано: см. последнюю страницу
**ISBN: 978-3-659-54623-5**

# Оглавление

# Актуальность

Одним из основных направлений государственной политики в области обеспечения национальной безопасности страны является охрана здоровья населения [3,46].

Здоровье человека – результат многих слагаемых. Применительно к детям оно складывается из уровня физического, умственного, функционального развития в различные возрастные периоды, состояния адаптационно-приспособительных реакций в процессе роста, заболеваемости, состояния неспецифической резистентности, иммунной защиты и др.

В условиях политических и социально-экономических изменений в стране, обусловивших снижение жизненного уровня населения и социальную напряженность, дети становятся одной из наиболее социально уязвимых групп. «Напряженное» состояние быстро приводит к изменениям, опасным для здоровья населения детского возраста [3, 43, 72].

Показатели здоровья детского населения страны отражают состояние здоровья будущего трудоспособного населения, их вклад в экономическое и культурное развитие страны в дальнейшее воспроизводство здоровых поколений [46]. Сохранение трудового потенциала для нужд российской промышленности из-за уменьшения численности детского населения и продолжающегося снижения показателей здоровья детей и подростков становится крайне серьезной проблемой [3]. Поэтому, сохраняя здоровье детей, государство и общество создает основу для будущего страны [3, 35].

В процессе онтогенеза детский и подростковый период, от 0 до 17 лет, является чрезвычайно напряженным периодом морфофункциональных перестроек, что должно учитываться при оценке формирования здоровья. Одновременно этот период характеризуется влиянием целого комплекса социальных условий и часто их сменой (ясли, сад, школа ) [36].

В общеобразовательных школах Российской Федерации обучаются более 22,9 млн. детей и подростков. Сохраняющиеся тенденции роста заболеваемости детей и наметившийся четкий тренд увеличения (до 16-20 % в различных возрастных группах) числа детей с избыточной массой тела свидетельствуют о неадекватных условиях жизнедеятельности детей, в т. ч. в образовательных учреждениях [35].

По данным Федеральной службы по надзору в сфере защиты прав потребителей и благополучия человека (письмо № 0100/3627-05-21 от 17.05.2005г.), состояние здоровья детей до 25-40% определяется социально-гигиеническими условиями жизни, антропотехногенными загрязнениями окружающей среды – свыше 25%, факторами внутришкольной среды – 21-27%, качеством медицинского обслуживания – до 25%. Необходимо создание условий, благоприятных для школьника во всех аспектах его биологических и социальных потребностей.

В связи с этим, в настоящее время гигиеническая оценка здоровья современных школьников является актуальной задачей. Изложенное выше определило направление, цель и задачи данного исследования.

**Цель исследования**: Гигиеническая оценка состояния здоровья школьников 7-14 лет на примере МБОУ СОШ№129 Орджоникидзевского района города Уфы с разработкой оздоровительных рекомендаций, направленных на снижение заболеваемости.

**Задачи исследования**:

1.Провести анкетирование школьников (7-14 лет) для установления причин формирования отклонений здоровья детей и подростков.

2. Оценить уровень заболеваемости детей Орджоникидзевского района г.Уфы, проживающих в районе обслуживания медицинской организации поликлиники №8 (форма №12) за 2012 года.

3. Провести анализ заболеваемости школьников(7-14 лет) МБОУ СОШ№129 путем выкопировки данных из медицинских карт ребенка - форма 026/у-2000 детской поликлиники № 8.

4. Провести сравнительный анализ школьников 7-14 лет состоящих на учете в детской поликлинике №8 и обучающихся в школе №129.

5. Установить причинно-следственную связь между факторами риска и состоянием здоровья школьников.

6. Разработать рекомендации, направленные на снижение заболеваемости школьников.

# ГЛАВА 1. ПРОБЛЕМЫ СОХРАНЕНИЯ ЗДОРОВЬЯ ШКОЛЬНИКОВ НА СОВРЕМЕННОМ ЭТАПЕ

## 1.1 Здоровье современных школьников

Здоровье и благополучие детей – главная забота семьи, государства и общества в целом, так как дети составляют единственный резерв страны, который в недалеком будущем будет определять ее благополучие, уровень экономического и духовного развития, состояние науки и культуры.

Одной из актуальных проблем, стоящих перед отечественным здравоохранением, является сохранение здоровья детей, подростков и молодежи, которое ухудшается с каждым годом. За последнее 10-летие уровень общей заболеваемости детей до 14 лет повысился в 1,5 раза, а подростков — на 20,5% [22]. Выявлена ежегодная тенденция роста хронической заболеваемости школьников со среднегодовым темпом 5,84%. За время обучения в школе число здоровых детей уменьшается в 4 раза, близоруких – увеличивается с 1 класса к выпускному с 3,9 до 12,3%, с нервно-психическими расстройствами – с 5,6 до 16,4%, с нарушениями осанки – с 1,9 до 16,8% [53].

Результаты проведенной Всероссийской диспансеризации детей были сопоставлены с данными государственной статистики и подтвердили тенденции в состоянии здоровья детей, сформировавшиеся в последнее десятилетие. Из подлежащих диспансеризации 32,135 млн. детей были осмотрены 30,4 млн. детей [44,45]. Анализ полученных данных показал, что 32% детей признаны здоровыми (I группа здоровья); 52% имеют функциональные отклонения или факторы риска заболеваний (II группа); 16% имеют хронические заболевания (III, IV либо V группа). Часто и длительно болеющие дети и подростки составили 5% . Происходит кумуляция отрицательного влияния на здоровье ребенка от детей к подросткам, и к началу взрослой жизни практически здоровыми являются менее 10% детей [46, 62, 77].

На протяжении более чем 20-летнего периода в Российской Федерации (РФ), по показателям государственной статистики, наблюдается рост заболеваемости по обращаемости за медицинской помощью детей и подростков на 2-4% в год. Рост заболеваемости отмечается практически по всем классам болезней. Однако наиболее значительный рост показателя выявлен по частоте новообразований (97,7%), болезней крови, кроветворных органов и иммунитета (99,2%), системы кровообращения (103,1%), органов пищеварения (80,7%), костно-мышечной системы и соединительной ткани (96,9%), мочеполовой системы (77,2%), последствий воздействия внешних причин (71,8%).

Согласно данным, полученным в результате научных исследований в ФГБУ «Научный центр здоровья детей» РАМН, в настоящее время не более 2-15% детей (в зависимости от возраста) можно признать здоровыми [3]. В динамике наблюдения среди детей всех возрастных групп отмечается преимущественный рост хронической патологии, частота которой за последнее десятилетие увеличилась на 22%, а ее доля среди всех нарушений здоровья, в частности среди школьников, достигла 32% [3,53].

В многочисленных исследованиях показано, что за время обучения в школе в состоянии здоровья детей наблюдается выраженная отрицательная динамика.

Так, в результате исследования здоровья школьников-подростков 15-18 лет, проживающих в центральном административном округе Москвы, отмечено, что если среди подростков 1979-1981 г.р. здоровые подростки составляли 30-35% обследуемых, то в 2003 году среди подростков 1986-1988 г.р. лишь единицы сохраняли здоровье. Чаще всего встречались отклонения со стороны опорно-двигательного аппарата (24,7%), органов зрения (21,94%) и желудочно-кишечного тракта (19,2%). В процессе динамического наблюдения выявлена тенденция к росту частоты функциональных нарушений: увеличилось число детей с отклонениями со стороны опорно-двигательного аппарата (чаще нарушения осанки), органов зрения (миопия и спазм аккомодации), иммунные расстройства (бронхиальная астма, астмоидный бронхит, атопический дерматит, нейродермит) [14].

По данным обследования учащихся 2-3, 5-6 и 8-9 классов девяти школ Кемерово, установлено, что состояние здоровья школьников характеризуется преимущественно средним и низким уровнем физического здоровья, причем с увеличением возраста отмечается тенденция к его снижению. Большей устойчивостью к снижению функциональных показателей и состояния здоровья обладают девочки [11].

Результаты углубленного медицинского осмотра учащихся школ Сургута свидетельствуют о том, что только 7,2% учащихся относятся к I группе здоровья, значительная доля детей (14,6%) уже имеют хронические заболевания, а большинство обучающихся (78%) находятся в пограничном между здоровьем и болезнью состоянии. Наибольшее число детей страдают болезнями костно-мышечной системы (45,4%), глаза (23,4%), органов пищеварения (15,8%), нервной системы (14,8%) и эндокринными заболеваниями (16,3%) [13].

Тесная взаимосвязь процессов роста, развития и формирования патологических отклонений диктует необходимость совместного параллельного рассмотрения и оценки заболеваемости в связи с другими параметрами здоровья, прежде всего физического развития.

Доказано, что возникшие в детском возрасте изменения состояния здоровья большей частью остаются и даже усугубляются у взрослых. Более 30% всех форм хронической патологии взрослых имеют свои истоки в детском возрасте. Эффективное предупреждение хронических форм патологии у детей представляется более реальным, чем профилактика хронических заболеваний у взрослых.

## 1.2 Факторы, определяющие состояние здоровья детей

Детское население подвергается воздействию многообразных факторов окружающей среды, многие из которых рассматриваются как факторы риска развития неблагоприятных изменений в организме.

Роль тех или иных факторов в развитии неблагоприятных эффектов в состоянии здоровья различная в зависимости от пола и возраста индивидуума [21].

Важной особенностью последнего десятилетия является стремительное увеличение числа и изменение соотношения факторов риска, влияющих на рост и развитие детей [3].

Эксперты Всемирной организации здравоохранения (ВОЗ) в 80-х гг. XX в. определили ориентировочное соотношение различных факторов обеспечения здоровья современного человека, выделив в качестве основных четыре группы таких факторов. На основе этого в 1994 году Межведомственная комиссия Совета безопасности Российской Федерации по охране здоровья населения в Федеральных концепциях "Охрана здоровья населения" и "К здоровой России" определила это соотношение применительно к нашей стране следующим образом:

1. Условия и образ жизни людей - 50-55%;
2. Генетические факторы - 15-20%;
3. Состояние окружающей среды - 20-25%;
4. Медицинское обеспечение - 10-15%.

По данным Сидоренко Г.И. и Кутепова Е.Н. (1997г.) социальные факторы составляют 24,8-39,5%, в том числе образ жизни – 2,8-10,8%, биологические факторы – от 17,4 до 35,4% и антропогенные – от 10,0 до 56,9%.

По мнению И.М. Воронцова, Н.А. Матвеевой, Т.М. Максимовой, в целом спектр и приблизительное ранговое положение факторов, влияющих на достигнутые величины, антропометрических данных у детей, следующие: 1) питание – достаточность, сбалансированность; 2) наличие или отсутствие клинически выявляемых признаков дисплазии, хронических заболеваний или интоксикаций; 3) ростовые характеристики родителей или принадлежность их к этническим группам с высоким или напротив низким ростом; 4) пол; 5) рост и масса тела при рождении; 6) питание в предшествующие периоды жизни и особенности вскармливания на первом году; 7) наличие или отсутствие психосоциальной депривации; 8) режим жизни, двигательная активность или нагрузки; 9) наличие неблагоприятных факторов (поллютанты, ксенобиотики и др.), не вызывающих явной клинической картины болезни или интоксикации.

В последние годы основными биологическими, социальными и экологическими факторами риска, которые оказывают влияние на состояние здоровья детей, являются: неудовлетворительное состояние здоровья родителей, особенно матерей; непрерывное увеличение числа новорожденных, относящихся к группам высокого медико-социального и биологического риска, и детей с низкой массой тела; нарастание тяжести зобной эндемии; ухудшение качества жизни населения и снижение социальной поддержки малообеспеченных семей; увеличение числа семей высокого медико-социального риска; неудовлетворительное качество питания (дефицит потребления белка, витаминов, минералов и микроэлементов); некачественные стандарты медицинской помощи; недостаточный уровень дородовой профилактики болезней у детей, диагностики врожденных болезней и пороков развития, своевременная коррекция которых могла бы обеспечить высокое качество жизни ребенка; ухудшение качества окружающей среды, сопровождающееся накоплением в биосфере ксенобиотиков [24,74].

Согласно заключению акад. РАМН Н.П. Бочкова, до 90% хронических заболеваний человека, так или иначе связаны с влиянием генетических факторов. Речь идет при этом не только о первичных моногенных наследственных болезнях, удельный вес которых в общей патологии детского возраста относительно невелик (2-2,5% общей болезненности детского населения). Доминирующую роль играют болезни многофакторного генеза, или болезни с наследственным предрасположением.

На формирование здоровья детей оказывают негативное влияние и недостатки в системе медицинского обеспечения (на уровне первичной медико- санитарной и специализированной помощи), медико-социальной и психолого-педагогической помощи и поддержки. В настоящее время между субъектами РФ сохраняются различия в отношении состояния здоровья и доступа к службам здравоохранения. Это проявляется в количестве семей    с подростками, для которых доступ к высококачественным услугам здравоохранения, информации, образованию, удовлетворительным жилищным условиям и адекватному питанию продолжает оставаться проблематичным. Особенно высокому риску подвергаются малоимущие и маргинальные группы населения, семьи мигрантов и вынужденных переселенцев, что приводит к социальному расслоению и способствует социальной нестабильности [32].

В последние годы в РФ увеличилась распространенность факторов социального риска (воспитание детей в неполных и неблагополучных семьях, вынужденное переселение, неустойчивое финансовое положение и отсутствие постоянной работы у родителей, низкий уровень жизни, беспризорность, безнадзорность и др.). Наблюдается возрастание частоты асоциальных форм поведения и тех его стереотипов, которые сопряжены с риском для здоровья: рискованные формы сексуального поведения, низкая физическая активность, курение, употребление алкоголя, наркотиков и других психоактивных веществ [35].

Начиная с первых лет жизни реальным фактором, определяющим здоровье и качество жизни, является социальное расслоение, проявляется закономерный социальный градиент, т.е. устойчиво повторяющиеся однонаправленные различия в характеристиках здоровья в группах детей, различающихся по социальному статусу и экономическому положению семьи. В обществе должно произойти своевременное осознание социального неравенства, прежде всего имущественных различий, доступа к благосостоянию, и проведен анализ его возможных последствий начиная с детского возраста. В семьях, относящих себя к разным социальным слоям, проявляется жесткая закономерность - со снижением социального статуса снижается доля лиц с опережением и увеличивается доля лиц с отставанием в физическом развитии и функциональном состоянии, т.е. можно говорить о торможении процессов роста и развития в худшей социальной среде. Обострения хронических заболеваний, формирование новых хронических процессов у детей связаны со статусом семьи, более неблагоприятная ситуация наблюдается в менее обеспеченных семьях. В них отмечен и более высокий уровень травматизма у детей. Среди детей из бедных и малообеспеченных семей родители чаще (49,2%) отмечали наличие каких- либо хронических заболеваний, чем в более благополучных в экономическом отношении семьях (30,6 и 26,5% соответственно). При худших материальных условиях у детей чаще отмечали хронический бронхит, хронический тонзиллит, невротические расстройства, кожные заболевания; в более благополучных семьях чаще наблюдались болезни органов пищеварения, бронхиальная астма [59].

В работах зарубежных ученых, посвященных изучению и анализу физического развития и здоровья детей, значительное место отведено влиянию социально-экономического статуса на физическое развитие. Так, R. Gnavi, T.D. Spagnoli, C. Galotto изучили связь избытка массы тела детей 10-11 лет севера Италии с экономические ресурсы семьи . По данным Bhargava A. социо-экономический статус и доход семьи являются значимым прогнозирующим фактором длины тела, окружности головы и заболеваемости. Hertzman C. указывает, что социально-экономический градиент складывается из сложного взаимодействия психосоциальных и материальных влияний, работающих на различных уровнях социального сообщества и, также, из ряда биологических ответов, характер которых и значение меняются в зависимости от возраста. В исследованиях Aber J.L. и соавт. показано, что бедность отрицательно влияет на детское здоровье и развитие по множеству признаков. Например, влияние бедности связано с увеличением смертности в период новорожденности и постнатальный период, большим риском несчастных случаев и физического насилия, с повышением риска развития астмы и снижения физического детей. Geltman P.L. и соавт. показал, что вновь прибывшие дети-беженцы в штате Массачусетс имеют существенные отклонения в росте и развитии, причем европейские беженцы имели избыток массы тела, а дети из развивающихся стран - замедление роста.

В группе социально-гигиенических факторов ведущее место занимает семья. В последние десятилетия увеличивается число простых (нуклеарных) семей, растет число разводов, неполных семей, возрастает удельный вес юных и старородящих матерей. Согласно данным официальной статистики, в России каждый четвертый-пятый ребенок рождается вне брака. Шарафутдинова Н.Х. отмечает, что роль семьи повышается, но снижается ее материальное благополучие, социальная защита со стороны государства, увеличивается число неполных, неблагополучных семей 88,2 % - полные семьи; 9,8 % - распались после рождения ребенка; 2 % - дети вне брака [49,60].

Условия и образ жизни семьи наиболее значимое влияние оказывают на формирование здоровья ребенка в первые 6 лет жизни, снижаясь по мере его взросления. По данным Шарафутдиновой Н.Х.: отдельная квартира – 34 % семей; совместно с родителями – 40 %; в общежитии – 10 %; коммунальная квартира или собственный дом – 8%. 1/6 часть – жилплощадь = 3 м$^2$[60].

По данным Шарафутдиновой Н.Х. в уфимских семьях морально-психологическая обстановка оценена как: в 26,1 % - здоровый микроклимат; в 69,1 % - удовлетворительный; в 12 % - неудовлетворительный [49,60].

Примерно каждая пятая семья (21,4%) оценена как благополучная, 63,4% - с одним социальным фактором риска и 15,2% - как неблагополучная. Школьники в большинстве случаев (71,2%) днем предоставлены самим себе.

Образ жизни ребенка формируется под влиянием воспитательной ориентации родителей, уровня их образованности, зависит от материальных условий, жизненных приоритетов в семье и прочих условий. Навыки здорового образа жизни закладываются еще в раннем детском возрасте, но достигают осознанного отношения к ним в старшем школьном возрасте. В младших и средних классах школы на образ жизни ребенка значительное влияние оказывает программа и мотивация учебного заведения. В современных условиях существуют различные общеобразовательные программы, многие из которых подразумевают высокий уровень предварительной подготовки детей к школе, а также интенсивные занятия школьников в процессе обучения.

Неправильный образ жизни семьи негативно сказывается на частоте заболеваемости у детей. Наиболее отрицательно на здоровье ребенка влияют низкий санитарный уровень в семье, переутомление детей, несоблюдение режима дня и отдыха. Так в семьях ЧБД, отсутствие гигиенических навыков по уходу за полостью рта встречается в 34% случаев, не проводится утренняя физическая зарядка в 59% случаев, не применяются закаливающие процедуры в 21% случаев. Снижение длительности ночного сна на 1,5-2 часа в день от рекомендуемых норм отмечается у 57% детей.

Согласно заключению акад. РАМН Н.П. Бочкова, до 90% хронических заболеваний человека, так или иначе, связаны с влиянием генетических факторов. Речь идет при этом не только о первичных моногенных наследственных болезнях, удельный вес которых в общей патологии детского возраста относительно невелик (2-2,5% общей болезненности детского населения). Доминирующую роль играют болезни многофакторного генеза, или болезни с наследственным предрасположением [9].

Влияние биологических факторов изменяется с возрастом ребенка. В частности, на первом году жизни максимальное влияние оказывают биологические факторы, которые по данным А.Г. Иванова, в сумме составили 82,4 % на первом году жизни, 62,8 % – на втором и 13,1 % - на третьем году жизни. Наибольшее влияние в грудном возрасте оказывают перинатальные факторы (течение беременности и родов – 19,5 %, доношенность, патологические отклонения в раннем неонатальном периоде – 14,5 %) и продолжительность естественного вскармливания – 11,8 %.

В экологически неблагоприятных условиях живет каждый шестой ребенок в нашей стране и у них, как правило, выявляются те или иные отклонения в состоянии здоровья. Нарушения функций организма, связанные с воздействием малых доз ксенобиотиков, поступающих с воздухом, пищей и водой, стали называть синдромом экологической дезадаптации . Проявляется он со стороны ЦНС головными болями, повышенной утомляемостью, нарушением эмоционально-поведенческих реакций, со стороны ССС – это функциональные шумы в сердце, колебания артериального давления, вегетативные нарушения. При поступлении ксенобиотиков с пищей или водой поражаются желудочно-кишечный тракт и желчевыводящие пути по типу диспепсии и дискинезии. Период воздействия экзотоксинов на семью ребенка превышает в среднем его возраст на 8 лет. Отмечено достоверное уменьшение числа детей, функционально готовых к обучению в школе. У 96% маловесных детей затягиваются процессы адаптации к учебной нагрузке до 8-10 лет.

Ведущим негативным фактором риска в детской возрастной группе является недостаточное питание. Адекватное питание является необходимым условием гармоничного роста, физического и нервно-психического развития детей всех возрастных групп, поддержания здоровья и повышения устойчивости к действию неблагоприятных факторов внешней среды и эффективного обучения школьников. Оценка состояния питания, выявление возможного дефицита или избытка нутриентов – одна из важнейших задач государственной политики в области питания, направленная на формирование здорового и трудоспособного поколения. По данным исследований, поведенных Нижегородским НИИ детской гастроэнтерологии, у школьников за последние 10 лет отмечается рост патологии желудочно-кишечного тракта в 3,2 раза за счет увеличения удельного веса гастродуоденита, холецистита и колитов. Растет число детей с субкомпенсированным и декомпенсированным кариесом зубов. Увеличилось распространенность болезней эндокринной и мочеполовой систем – в 1,5 раза, кожи и подкожной клетчатки – в 1,4 раза.

Питание это один из главных факторов среды обитания, оказывающих влияние на состояние здоровья ребенка [49].

Рациональное питание является мощным фактором профилактики многих заболеваний, оно способствует поддержанию организма в оптимальном физиологическом состоянии, повышению иммунитета и сопротивляемости организма к неблагоприятным факторам окружающей среды.

Полноценное питание - существенный фактор роста и развития организма, а также укрепления здоровья, особенно в детском и подростковом возрасте. Структура питания населения характеризуется продолжающимся снижением потребления биологически ценных продуктов питания (мяса, молокопродуктов, рыбы, яиц, фруктов), являющихся источниками белка, незаменимых аминокислот, витаминов, микроэлементов. Несбалансированное питание способствует постепенному развитию обменных нарушений и хронических заболеваний [45,50]. Вследствие этого, на протяжении 10-15 последних лет среди детей и подростков увеличивается распространенность так называемых алиментарно-зависимых заболеваний - таких как анемии; болезни органов: ЖКТ, эндокринной; системы, расстройства менструальной функции.

Рационы не отвечают физиологическим потребностям детей в основных пищевых веществах и энергии, которые должны удовлетворяться школьными завтраками и обедами. Потребность в энергии покрывается только наполовину, в белках - на 60-80%, в углеводах - на 70-80%, в жирах -на 55-75%. Кальция содержится в рационах только 13-60% от нормы, фосфора - 22-69%, железа - 25-80%. В половине учреждений в рационах выявлены дефициты аскорбиновой кислоты, витаминов группы В. Кроме того, в рационах высок процент рафинированных продуктов. Урбанизация привела к необходимости специальной обработки продуктов для транспортировки и хранения их (консервирование). Все это явилось причиной дефицита микронутриентов.

Изучение рациона питания школьников Нижнего Новгорода показало, что их питание не сбалансировано из-за недостатка белков, повышенного содержания жиров и углеводов, дефицита витаминов. При этом большинство учащихся употребляли в пищу мясопродукты полуфабрикаты, содержащие значительное количество соевого белка. С возрастом наблюдалась тенденция к снижению потребления практически всех биологически ценных продуктов (кроме овощей и яиц). В рационах увеличивалось количество хлебобулочных и кондитерских изделий, сахара, избыток которых в меню учащихся всех групп составлял 19025%. Недостаточное использование в меню круп усугублялось тем, что их ассортимент был ограничен 1-2 видами. В большей мере школьники употребляли рис, т.е. крупу с наименьшей пищевой ценностью [68].

Из-за нарушенной структуры питания школьников по продуктовому составу наблюдался недостаток в рационах белка до 31%, превышение жиров и углеводов на 20-39% соответственно. Это приводило к завышению среднесуточной калорийности на 10-12%. Низкое количество в рационах молочных продуктов не обеспечивало необходимое поступление кальция на 15-18%[68].

Энергетическая ценность рационов питания школьников Рязани значительно ниже нормативной (75,4% у младших школьников) за счет дефицита основных нутриентов. Выражен дисбаланс основных пищевых веществ, вследствие недостатка в рационе высококачественных белковых продуктов питания. В рационе преобладали мучные, крупяные, макаронные изделия при недостатке мяса, молока, фруктов, овощей. 78% школьников принимали пищу 3 раза в сутки, 10% - 2 и 12% - 4 раза.

Рост и развитие детей и подростков неразрывно связаны с обучением в образовательных учреждениях. По данным многолетних исследований НИИ гигиены детей и подростков РАМН и НИИ экологии человека и гигиены окружающей среды им. Сысина РАМН установлено, что вклад факторов внутришкольной среды на формирование здоровья детей составляет 21-27%.

Одной из приоритетных задач профилактической медицины является сохранение и укрепление здоровья подрастающего поколения. Решение этого вопроса во многом определяется созданием оптимальных условий воспитания, обучения, труда и оздоровления детей и подростков в Российской Федерации. Безопасные условия для жизнедеятельности детского населения страны являются залогом формирования здорового поколения. Были приняты постановления Главного государственного санитарного врача Российской Федерации Онищенко Г.Г. «Об обеспечении отдыха, оздоровления и занятости детей в 2011— 2012 годах» от 5.05.2011 № 47.

### 1.3 Особенности состояния здоровья школьников в Республике Башкортостан

По данным Минздрава Республики Башкортостан уровень общей заболеваемости детей в возрасте до 14 лет за 2002-2007 года вырос на 13,6%. Среди детей увеличилось число заболеваний крови (на 80%), эндокринной (на 50%) и костно-мышечной (на 54%) системы, нервной системы (на 30,5%). Среди подростков наиболее существенно возросла заболеваемость костно-мышечной системы (на 51%), системы кровообращения (на 39%) [19].

В 2011 году в структуре болезней среди детей первое место занимают болезни органов дыхания, второе – травмы, отравления и некоторые другие последствия воздействия внешних причин, третье место – болезни кожи и подкожной клетчатки, четвертое и пятое места – болезни органов пищеварения и болезни глаза и его придаточного аппарата, соответственно (рис.1).

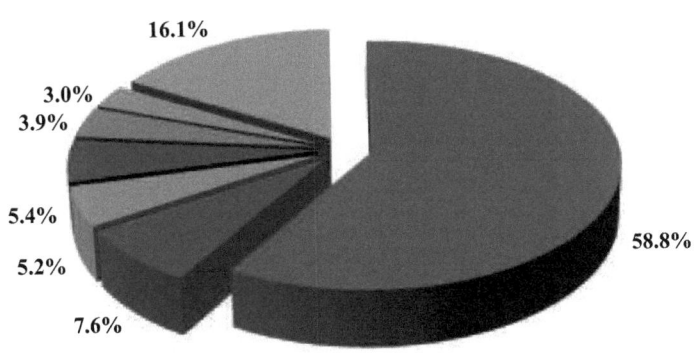

■ болезни органов дыхания ■ травмы и отравления
■ болезни органов пищеварения ■ болезни кожи и подкожной клетчатки
■ болезни глаза и его придаточного аппарата ■ инфекционные и паразитарные болезни

*Рис.1.Структура заболеваемости детского населения Республики Башкортостан за 2011 год, % .*

Результаты анализа данных РИФ СГМ за 2007-2011 годы показывают, что проводимые профилактические мероприятия, в том числе подбор мебели, соответствующей росто-возрастным особенностям учащихся, поддержание необходимых уровней освещенности в учебных помещениях, контроль за соблюдением режима учебно-воспитательного процесса, за период наблюдения в 2007-2011 годах способствовали снижению показателей выявленных при осмотрах понижения остроты зрения (на 11,2%), нарушения осанки (на 13,0%), сколиоза (на 39,4%) во всех возрастных группах.

## 1.4 Заболеваемость детей в возрасте от 0 до 14 лет в Республике Башкортостан

В последние годы заболеваемость детей в возрасте до 14 лет имеет благоприятную тенденция снижения заболеваемости и распространенности болезней на 2,2 и 4,6%, соответственно. В 2011 году показатели заболеваемости и распространенности заболеваний у детей составили соответственно 174351,2 и 229139,6 на 100 тыс. детского населения, по сравнению с предыдущим годом практически не изменились. По сравнению с 2007 годом отмечен рост заболеваемости ВПР на 31,2%, психическими расстройствами – на 17,5%, болезнями органов дыхания – на 8,5%, уха и сосцевидного отростка – на 6,6% (таблица 1).

Таблица 1

*Заболеваемость детского населения Республики Башкортостан в 2007-2011 годах на 100 тыс. детского населения (форма № 12)*

| Наименование классов и отдельных болезней | Средний за 2007-2011гг. | Темп прироста в 2011 г. в сравнении, % | | | Удельный вес, % | | |
|---|---|---|---|---|---|---|---|
| | | со средним | с 2010 | с 2007 | средний | 2010 | 2011 |
| Всего заболеваний | 179 214,0 | -2,7 | -4,7 | -2,2 | 100,0 | 100,0 | 100,0 |
| Некоторые инфекционные и паразитарные | 6141,5 | -14,0 | -9,2 | -24,5 | 3,4 | 3,2 | 3,2 |
| Новообразования | 380,3 | -26,3 | -20,5 | -29,7 | 0,2 | 0,2 | 0,2 |

| | | | | | | | |
|---|---|---|---|---|---|---|---|
| Болезни крови, кроветворных органов и отдельные нарушения, вовлекающие | 4121,2 | -17,7 | -15,6 | -27,7 | 2,3 | 2,2 | 1,9 |
| Болезни эндокринной системы и нарушения обмена веществ | 1935,1 | -15,2 | 0,0 | -34,5 | 1,1 | 0,9 | 0,9 |
| Психические расстройства | 353,6 | 9,6 | 5,3 | 17,5 | 0,2 | 0,2 | 0,2 |
| Болезни нервной | 5297,2 | -6,6 | 2,3 | -14,7 | 3,0 | 2,6 | 2,8 |
| Болезни глаза и его придаточного аппарата | 5988,3 | -8,0 | -4,6 | -13,8 | 3,3 | 3,2 | 3,2 |
| Болезни уха и сосцевидного отростка | 4532,2 | 4,8 | 4,9 | 6,6 | 2,5 | 2,5 | 2,7 |
| Болезни системы кровообращения | 1087,1 | -18,6 | -13,8 | -36,5 | 0,6 | 0,6 | 0,5 |
| Болезни органов | 101 617,6 | 0,9 | -4,8 | 8,5 | 56,7 | 58,8 | 58,8 |
| Болезни органов пищеварения | 10 167,5 | -10,2 | -8,0 | -20,8 | 5,7 | 5,4 | 5,2 |
| Болезни кожи и подкожной клетчатки | 9890,7 | -5,1 | -4,7 | -9,8 | 5,5 | 5,4 | 5,4 |
| Болезни костно-мышечной системы | 4427,0 | -11,8 | 1,9 | -27,0 | 2,5 | 2,1 | 2,2 |
| Болезни мочеполовой системы | 3239,1 | -5,5 | -1,5 | -14,9 | 1,8 | 1,7 | 1,8 |
| Беременность, роды и послеродовый | 3,5 | -23,8 | 50,0 | -67,2 | 0,0 | 0,0 | 0,0 |
| Отдельные состояния перинатального периода | 4357,4 | -8,6 | -5,1 | -8,4 | 2,4 | 2,3 | 2,3 |
| ВПР | 456,7 | 24,7 | 29,6 | 31,2 | 0,3 | 0,2 | 0,3 |
| Симптомы, признаки и отклонения от | 1926,7 | -26,4 | -20,6 | -35,2 | 1,1 | 1,0 | 0,8 |
| Травмы, отравления и воздействия | 13284,4 | -0,3 | -4,1 | 2,5 | 7,4 | 7,5 | 7,6 |

Показатели общей заболеваемости детей в возрасте от 0 до 14 лет с диагнозом, установленным впервые в жизни, в 2011 году составили 171 280,1 на 100 тыс. детского населения.

# ГЛАВА 2. МАТЕРИАЛЫ И МЕТОДЫ ИССЛЕДОВАНИЯ

Гигиеническая оценка состояния здоровья школьников 7-14 лет МБОУ СОШ№129 проводилась по следующим схеме:

I. Социально-гигиенические условия оценивались по результату ответов 136 школьников на вопросы разработанной анкеты «Изучения причин формирования отклонений здоровья детей и подростков».

Анкета включала 3 блока вопросов:

- Первый блок – паспортная часть (ФИО, пол, дата рождения, адрес проживания, место учебы);

- Второй блок «Медико-биологические факторы» содержит вопросы о родителях, о состоянии здоровья ребенка на момент рождения и до 1 года, о жилищно-бытовых условиях и т.д.;

- Третий блок с вопросами о режиме дня школьника;

- Четвертый блок с вопросами о характере питания ребенка.

II. Оценка уровня заболеваемости детей Орджоникидзевского района города Уфы, проживающих в районе обслуживания медицинской организации поликлиники №8 проводилась по результатам обработки отчетной формы №12 за 2010-2012 года.

III. Анализ заболеваемости школьников 7-14 лет проводилась путем выкопировки и статистической обработки данных из медицинских карт ребенка - форма 026/у-2000 детской поликлиники № 8.

IV. Сравнительный анализ заболеваемости школьников 7-14 лет, состоящих на учете в детской поликлинике №8 и обучающихся в школе №129 с показателями заболеваемости проводился по итогам п.II и III.

Анкеты школьников оценивались следующим образом:

| Группы факторов | Отрицательно влияют факторы на состояние здоровья | |
|---|---|---|
| *Медико-биологические факторы* | Вопросы о родителях | Наличие хронических заболеваний у родителей, наличие до или во время беременности контакт с вредными производственными факторами, принятие лекарственных средств во время беременности матерью, наличие вредных привычек у родителей (курят, употребляют алкоголь) |
| | Вопросы о здоровье и развитии ребенка до 1 года | Недостаточные вес и рост при рождении, рано или поздно начал сидеть и ходить, поздно говорить, часто болел на 1-м году жизни |
| | Вопросы о жилищно-бытовых условиях | Неудовлетворительные жилищно-бытовые условия, отсутствие отдельной комнаты, неполный состав семьи, доход семьи на одного члена семьи ниже прожиточного минимума, многодетная семья |
| *Характеристика режима дня* | Мало времени проводит на улице, не занимается ни в каких секциях, не занимается физической культурой, мало спит, много времени проводит у телевизора и компьютера, во время летнего каникулярного периода проводит время в черте города, более 3 раз в год болеет | |
| *Характеристика питания* | Какую воду пьет, не соблюдает режим питания, редко есть дома, большие перерывы между приемами пищи, не завтракает, не ест в школе, редко употребляет мясные продукты, рыбные, молочные, яйца, фрукты и т.д | |

Полученные данные о состоянии здоровья детей были занесены в электронную базу, по результатам обработки которых дана гигиеническая оценка состояния здоровья школьников МБОУ СОШ№129 и разработаны рекомендации по его улучшению.

В школе №129 Орджоникидзевского района города Уфы обучаются 1071 школьников 7-14 лет, из них 136 (12,7%) школьников были проанкетированы. При проведении выборочного исследования обязательным является соблюдение следующих требований: репрезентативность выборочной совокупности и достаточное число единиц наблюдений. Для оценки достоверности выборочного показатсля принят следующий подход: показатель (или средняя величина) должен в 3 раза превышать свою ошибку, в этом случае он считается достоверным. Расчет ошибки репрезентативности (mP) равен 3,12 единиц наблюдений – достаточное число. Результаты исследования можно считать достоверными на 99,9%.

Статистическая обработка результатов исследования проводилась с использованием программ стандартизации из пакета анализа Microsoft Office Excel.

# ГЛАВА 3. ГИГИЕНИЧЕСКАЯ ОЦЕНКА СОСТОЯНИЯ ЗДОРОВЬЯ ШКОЛЬНИКОВ 7-14 ЛЕТ МБОУ СОШ№129 ОРДЖОНИКИДЗЕВСКОГО РАЙОНА ГОРОДА УФЫ.

## 3.1 Оценка социально-гигиенических условий жизни школьников

Здоровье детей можно рассматривать как результат взаимодействия экономических, социальных, медицинских и прочих факторов. Определяющую роль в изменениях состояния здоровья детского населения играют 3 группы факторов: характеризующие генотип ребенка, условия и образ жизни и медицинское обеспечение.

Анализ проведенного анкетирования показал, что в структуре факторов, отрицательно влияющих и определяющих состояние здоровья школьников, на первый план выходит характер режима дня с 44%, на второй медико-биологические факторы - 31%, на третьем месте характер питания с 25% (рис.2).

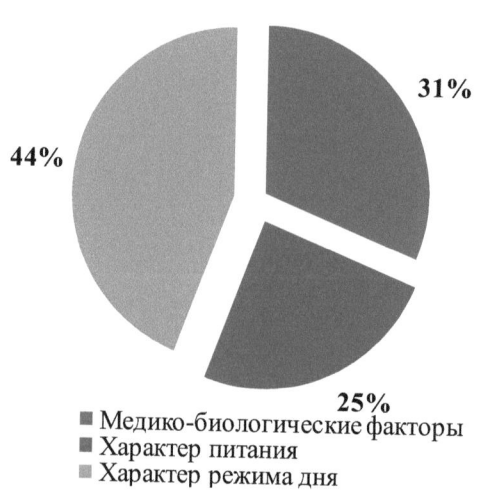

■ Медико-биологические факторы
■ Характер питания
■ Характер режима дня

*Рис.2. Структура факторов, влияющих на состояние здоровья школьников МБОУ СОШ№129, %.*

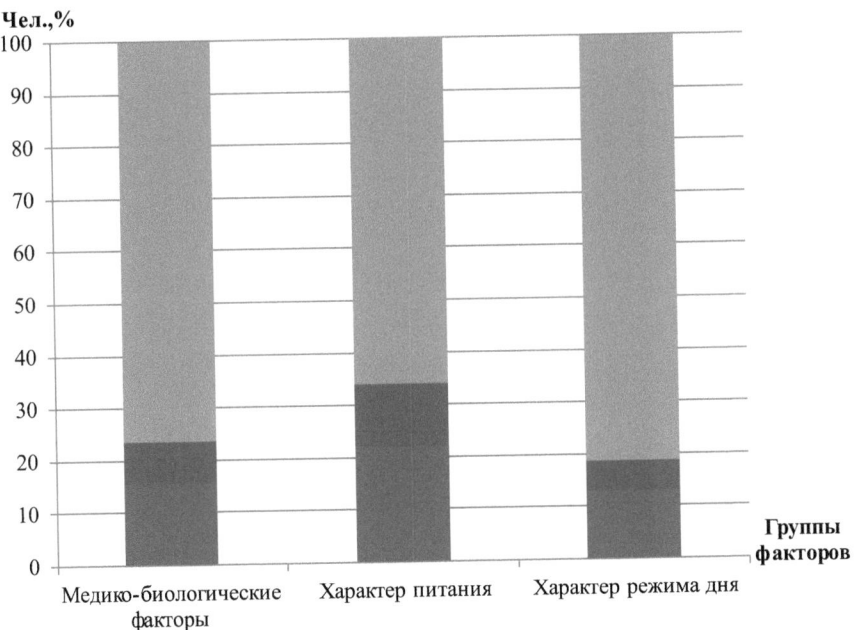

■ Школьники, не испытывающие отрицательного воздействия факторы

■ Школьники в возрасте 15-17 лет, испытывающие отрицательное влияние фактора

■ Школьники в возрасте 7-14 лет, испытывающие отрицательное влияние фактора

*Рис.3. Количество школьников (в %), испытывающих влияние факторов на состояние здоровья.*

В результате 34% обучающихся охарактеризовали режим дня, который способствует ухудшению состояния их здоровья; 31% респондентов испытывают отрицательное влияние со стороны медико-биологических факторов; 25 % охарактеризовали питание нерациональным и неполноценным. Число детей, не испытывающих отрицательного влияния на здоровье в отдельных группах факторов от 66 до 75% (рис.3).

Анализ условий и образа жизни семей, в которых воспитываются школьники, показал, что 88,4% детей проживали в полных семьях, 10,0% воспитывались только матерью. В единичных случаях дети проживали только с отцом (1,6%). Почти половина родителей имели среднее специальное образование (46,4% матерей и 42,1% отцов). Высшее образование было у 27,8% матерей и 23,5% отцов. Большинство родителей работают (82,7% матерей и 93,1% отцов) в условиях профессиональной вредности. Средний доход на 1 члена семьи составил 3500 (2500–4780) руб. в месяц.

В 75,5% семей питание детей характеризовалось как регулярное и полноценное. Нерегулярный прием пищи и/или однообразный рацион выявлен в каждой четвертой семье. Только 3,1% школьников питались «всухомятку».

Более трети проанкетированных детей в возрасте 7-14 лет (33,7%) увлекались компьютерными играми и регулярно смотрят телевизионные передачи, мало времени проводят за выполнением домашних заданий и на улице.

Школьники 7-14 лет в три раза чаще чем школьники в возрасте 15-17 лет отмечали негативное влияние тех или иных факторов. Так каждый четвертый учащийся младших и средних классов проживает в неудовлетворительных социально-гигиенических условиях, а каждый седьмой нуждается в лечении и/или профилактике хронического заболевания.

### 3.2 Оценка уровня заболеваемости детей Орджоникидзевского района г. Уфы за 2010-2012года.

Анализ медицинской отчетности о количестве заболеваний по отдельным нозологическим формам показал, что за период с 2010 по 2012 года на учете в детской поликлинике №8 количество обслуживаемых детей в возрасте 7-14 лет уменьшилось на 3860 детей или на 14,62%. На фоне такой негативной динамики отмечается ухудшение здоровья детей данного возраста.

В целом, общая заболеваемость детского населения за

исследуемый период 2010-2012 года оставалась высоком уровне. Показатель общей заболеваемости детского населения в возрасте 7-14 лет Орджоникидзевского района, состоящих на учете в детской поликлинике №8 имеет неблагоприятную тенденцию роста, за три года он вырос на 19,66% (с 434,45 до 453,11 на 1000 детей). Стоит отметить, что показатель общей заболеваемости по поликлинике ниже показателя общей заболеваемости по Республике Башкортостан практически в два раза. Повышение показателя общей заболеваемости обусловлено увеличением количества детей, болеющих болезнями органов дыхания, крови и кроветворных органов, болезней глаза и его придаточного аппарата, уха и сосцевидного отростка, болезни кожи и подкожной клетчатки, костно-мышечной системы и соединительной ткани, мочеполовой системы. Уровень заболеваемости детей новообразованиями, инфекционные и паразитарные болезнями, врожденными аномалиями (пороками развития), а также травмами и отравлениями остался примерно на одном уровне (таблица 2). Заболеваемость детей болезнями эндокринной системы, расстройства питания и обмена веществ, болезнями нервной системы, болезнями органов кровообращения и пищеварения имеет тенденцию к снижению, количество детей, болеющих данными патологиями уменьшилось в 2-3 раза (таблица 2,3).

*Заболеваемость детей (7-14 лет) Орджоникидзевского района г.Уфы, состоящих на учете в детской поликлинике №8.*

| Класс болезни | Зарегистрировано с данным заболеванием (‰) | | |
|---|---|---|---|
| | 2010г. | 2011г. | 2012г. |
| Общая заболеваемость | 434,45 | 449,47 | 453,11 |
| Некоторые инфекционные и паразитарные болезни | 37,95 | 33,44 | 37,0 |
| Новообразования | 5,25 | 5,41 | 4,9 |
| Болезни крови и кроветворных органов | 16,83 | 16,7 | 17,49 |
| Болезни эндокринной системы, расстройства питания и нарушения обмена веществ | 47,97 | 22,22 | 19,08 |
| Болезни нервной системы | 93,64 | 56,39 | 37,76 |
| Болезни глаза и его придаточного аппарата | 66,31 | 89,91 | 113,82 |
| Болезни уха и сосцевидного отростка | 19,16 | 24,17 | 28,83 |
| Болезни системы кровообращения | 37,34 | 41,19 | 22,27 |
| Болезни органов дыхания | 416,94 | 423,1 | 456,15 |
| Болезни органов пищеварения | 111,26 | 112,13 | 78,77 |
| Болезни кожи и подкожной клетчатки | 67,56 | 81,45 | 77,5 |
| Болезни костно-мышечной системы и соединительной ткани | 22,47 | 20,77 | 31,86 |
| Болезни мочеполовой системы | 35,39 | 50,01 | 49,03 |
| Врожденные аномалии (пороки развития) | 11,45 | 13,2 | 14,61 |
| Травмы, отравления и др. | 10,48 | 9,91 | 10,93 |

*Заболеваемость детей (7-14 лет) Орджоникидзевского района*
*г.Уфы, состоящих на учете в детской поликлинике №8.*

| Класс болезни | Зарегистрировано с данным заболеванием (M±m) | | |
|---|---|---|---|
| | **2010г.** | **2011г.** | **2012г.** |
| Некоторые инфекционные и паразитарные болезни | 1002,1±50,1 | 809,6±40,48 | 834,35±41,7 |
| Новообразования | 138,6±6,93 | 130,9±65,04 | 110,55±5,5 |
| Болезни крови и кроветворных органов | 444,4±22,22 | 404,25±20,21 | 394,35±19,7 |
| Болезни эндокринной системы, расстройства питания и нарушения обмена веществ | 1266,65±63,33 | 537,9±26,85 | 430,1±21,5 |
| Болезни нервной системы | 2472,8±123,64 | 1365,1±68,25 | 851,4±42,5 |
| Болезни глаза и его придаточного аппарата | 1751,2±84,56 | 2176,35±108,8 | 2566,3±123,3 |
| Болезни уха и сосцевидного отростка | 506±25,3 | 585,2±29,75 | 650,1±32,5 |
| Болезни системы кровообращения | 986,15±49,37 | 997,15±45,48 | 502,15±25,1 |
| Болезни органов дыхания | 11010,45±550,52 | 10242,1±512,10 | 10285±514,25 |
| Болезни органов пищеварения | 2938,1±146,9 | 2714,25±135,7 | 1775,95±68,07 |
| Болезни кожи и подкожной клетчатки | 1784,2±189,21 | 1971,2±86,5 | 1747,35±87,36 |
| Болезни костно-мышечной системы и соединительной ткани | 593,45±29,65 | 502,7±25,13 | 718,3±35,9 |
| Болезни мочеполовой системы | 934,45±46,77 | 1210,55±60,5 | 1105,5±55,27 |
| Врожденные аномалии (пороки развития) | 302,5±15,12 | 319,55±15,95 | 329,45±16,47 |
| Травмы, отравления и др. | 276,65±13,8 | 239,8±11,92 | 246,4±12,32 |

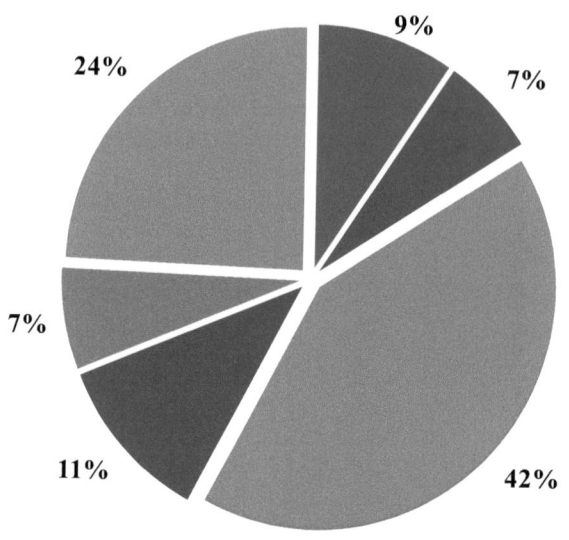

9%

7%

24%

7%

11%

42%

■ Болезни нервной системы
■ Болезни глаза и его придаточного аппарата
■ Болезни органов дыхания
■ Болезни органов пищеварения
■ Болезни кожи и подкожной клетчатки
■ Другие болезни

*Рис.4. Структура заболеваемости детей (в %) в возрасте 7-14 лет наиболее актуальными заболеваниями за 2010 год.*

В структуре общей заболеваемости детей 7-14 лет Орджоникидзевского района, состоявших на учете в детской поликлинике №8 за 2010 год, лидируют болезни органов дыхания (416,94 на 1000 детей соответствующего возраста), на которые приходится 42%. Второе место принадлежит классу болезни органов пищеварения (111,26 на 1000), на них приходится 11%. На третьем месте болезни нервной системы (93,64), они составляют в структуре 9%. Далее следуют болезни кожи и подкожной клетчатки (67,56‰ или 7%) и болезни глаза и его придаточного аппарата (7%, или 66,31‰) (рис.4). Остальные нозологические формы вносят меньший вклад в структуру заболеваемости за 2010 год.

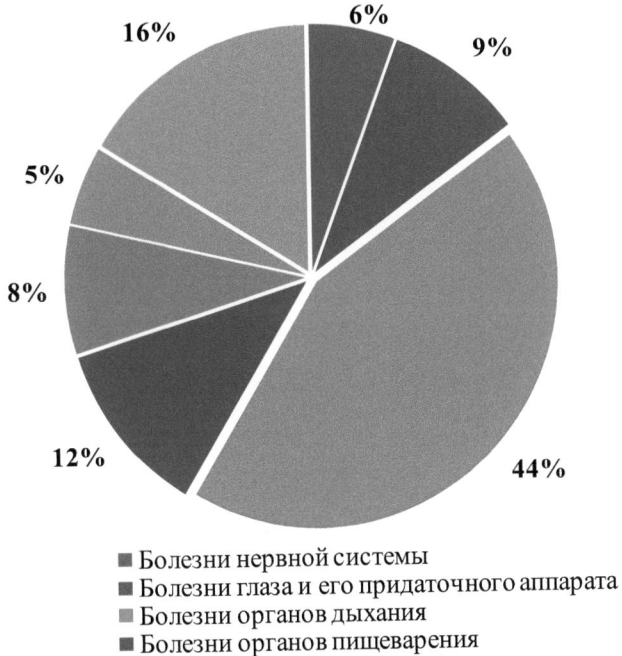

■ Болезни нервной системы
■ Болезни глаза и его придаточного аппарата
■ Болезни органов дыхания
■ Болезни органов пищеварения
■ Болезни кожи и подкожной клетчатки
■ Болезни мочеполовой системы

*Рис.5. Структура заболеваемости детей (в%) в возрасте 7-14 лет наиболее актуальными заболеваниями за 2011 год.*

В структуре общей заболеваемости детей за 2011 год также ведущее место занимают болезни органов дыхания (44% или 456,15‰), второе – болезни органов пищеварения (12% или 112,13‰), а третье – болезни глаза и его придаточного аппарата (9% или 89,91‰ ) (рис.5). По сравнению с 2010 годом вклад в общую структуру болезней органов дыхания увеличился на 2%, органов пищеварения на процент, глаза и его придаточного аппарата на 2%, а болезней нервной системы уменьшился на 3%. Остальные нозологические формы вносят меньший вклад в структуру заболеваемости за 2011 год.

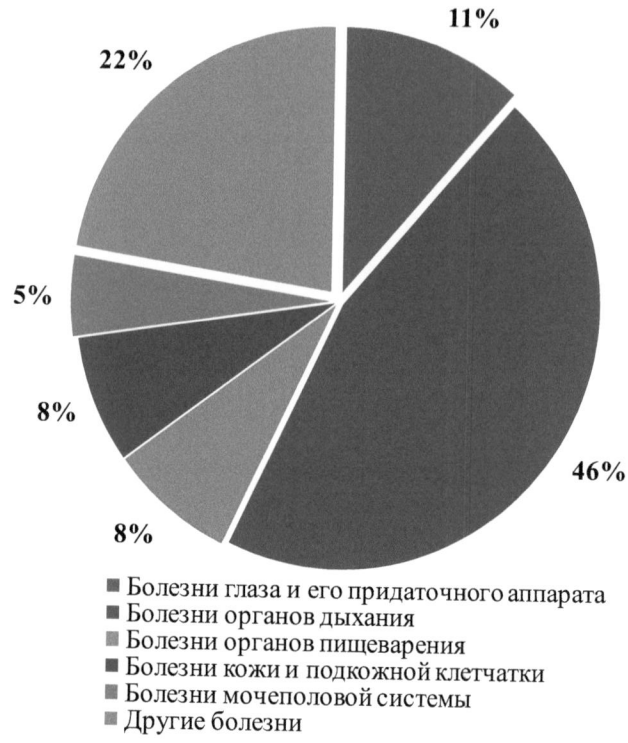

■ Болезни глаза и его придаточного аппарата
■ Болезни органов дыхания
■ Болезни органов пищеварения
■ Болезни кожи и подкожной клетчатки
■ Болезни мочеполовой системы
□ Другие болезни

*Рис.6. Структура заболеваемости детей (в%) в возрасте 7-14 лет наиболее актуальными заболеваниями за 2012 год.*

В структуре заболеваемости детей за 2012 год болезни органов дыхания с 46% (456,15‰ ) также занимают первое место, второе – болезни глаза и его придаточного аппарата с 11% (113,82‰), а третье – болезни кожи и подкожной клетчатки и органов пищеварения (8% или 77,5‰ ) (рис.5). По сравнению с 2011 годом вклад в общую структуру болезней органов дыхания также увеличился на 2%, глаза и его придаточного аппарата на 2%, а органов пищеварения уменьшился на 3%. Остальные нозоформы вносят меньший вклад в структуру заболеваемости за 2012 год.

За исследуемый период 2010-2012 года были выявлены следующие тенденции: во-первых неуклонно продолжает расти вклад болезней органов дыхания в общую структуру заболеваемости; во-вторых значительно вырос уровень заболеваемости болезнями глаза и его придаточного аппарата и болезнями костно-мышечной системы и соединительной ткани; в-третьих, не смотря на то, что уровень заболеваемости болезнями органов пищеварения снижается, они все так же находятся среди патологий, которые наиболее часто встречаются у детей; в-четвертых за последние годы увеличивается вклад болезней мочеполовой системы. По итогам анализа заболеваемости детей в возрасте 7-14 лет по данным медицинской отчетности о количестве заболеваний по отдельным нозологическим формам (отчетная форма №12) выявлены наиболее актуальные патологии:

- болезни органов дыхания,

- болезни глаза и его придаточного аппарата,

- болезни костно-мышечной системы и соединительной ткани,

- болезни органов пищеварения,

- болезни мочеполовой системы.

### 3.3 Оценка уровня заболеваемости школьников в возрасте 7-14 лет МБОУ СОШ№129 Орджоникидзевского района города Уфы.

Показатель общей заболеваемости детей в возрасте 7-14 лет МБОУ СОШ №129 Орджоникидзевского района за 2012 год равен 690 ‰ (таблица 4). Показатель общей заболеваемости детей, обучающихся в школе, ниже показателя по Республике Башкортостан в 1,4 раза, однако и это значение показателя говорит о высокой заболеваемости школьников. По данным медицинских карт ребенка - форма 026/у-2000 детской поликлиники № 8 установлено, что наиболее актуальной патологией для данного возраста являются болезни костно-мышечной системы и соединительной ткани органов дыхания; не менее значимы болезни органов дыхания, эндокринной системы, расстройства питания и нарушения обмена веществ, а так же болезни глаза и его придаточного аппарата, органов пищеварения, болезни крови и кроветворных органов, нервной системы, кожи и подкожной клетчатки, болезней мочеполовой системы.

Таблица 4

*Заболеваемость школьников (7-14 лет), обучающихся в МБОУ СОШ №129 Орджоникидзевского района г.Уфы.*

| Группы болезней | Зарегистрировано больных с данным заболеванием, ‰ | | |
|---|---|---|---|
| | Всего | Девочки | Мальчики |
| Показатель общей заболеваемости | 690 | | |
| Некоторые инфекционные и паразитарные болезни | 8,8 | 0 | 8,8 |
| Новообразования | 0 | 0 | 0 |
| Болезни крови и кроветворных органов | 78,9 | 43,9 | 35,1 |
| Болезни эндокринной системы, расстройства питания и нарушения обмена веществ | 140,4 | 114,1 | 26,3 |
| Болезни нервной системы | 61,4 | 17,5 | 43,9 |
| Болезни глаза и его придаточного аппарата | 131,6 | 61,4 | 70,2 |
| Болезни уха и сосцевидного отростка | 8,8 | 0 | 8,8 |
| Болезни системы кровообращения | 0 | 0 | 0 |
| Болезни органов дыхания | 175,4 | 105,2 | 70,2 |
| Болезни органов пищеварения | 87,7 | 35,1 | 52,6 |
| Болезни кожи и подкожной клетчатки | 52,6 | 43,9 | 8,8 |
| Болезни костно-мышечной системы и соединительной ткани | 429,8 | 157,9 | 271,9 |

| Болезни мочеполовой системы | 35,1 | 17,5 | 17,6 |
|---|---|---|---|
| Врожденные аномалии (пороки развития) | 0 | 0 | 0 |
| Травмы, отравления и др. | 0 | 0 | 0 |

Реже всего встречаются инфекционные и паразитарные болезни, болезни уха и сосцевидного отростка. У детей 7-14 лет, учащихся в МБОУ СОШ №129 не выявлено болезней системы кровообращения, новообразований, врожденных аномалий (пороков развития), травм и отравлений (таблица 5, рис.7).

Таблица 5

***Заболеваемость школьников (7-14 лет), обучающихся в МБОУ СОШ №129 Орджоникидзевского района г.Уфы.***

| Группы болезней | Зарегистрировано больных с данным заболеванием (**M±m**) | | |
|---|---|---|---|
| | Всего | Девочки | Мальчики |
| Некоторые инфекционные и паразитарные болезни | 1±0,05 | 0 | 1±0,05 |
| Новообразования | 0 | 0 | 0 |
| Болезни крови и кроветворных органов | 9±0,45 | 5±0,25 | 4±0,2 |
| Болезни эндокринной системы, расстройства питания и нарушения обмена веществ | 16±0,8 | 13±0,65 | 3±0,15 |
| Болезни нервной системы | 7±0,35 | 2±0,1 | 5±0,25 |
| Болезни глаза и его придаточного аппарата | 15±0,75 | 7±0,35 | 8±0,4 |
| Болезни уха и сосцевидного отростка | 1±0,05 | 0 | 1±0,05 |
| Болезни системы кровообращения | 0 | 0 | 0 |
| Болезни органов дыхания | 20±1,0 | 12±0,6 | 8±0,4 |
| Болезни органов пищеварения | 10±0,5 | 4±0,2 | 6±0,3 |
| Болезни кожи и подкожной клетчатки | 6±0,3 | 5±0,25 | 1±0,05 |

| | | | |
|---|---|---|---|
| Болезни костно-мышечной системы и соединительной ткани | 49±2,45 | 18±0,9 | 31±1,55 |
| Болезни мочеполовой системы | 4±0,2 | 2±0,1 | 2±0,1 |
| Врожденные аномалии (пороки развития) | 0 | 0 | 0 |
| Травмы, отравления и др. | 0 | 0 | 0 |

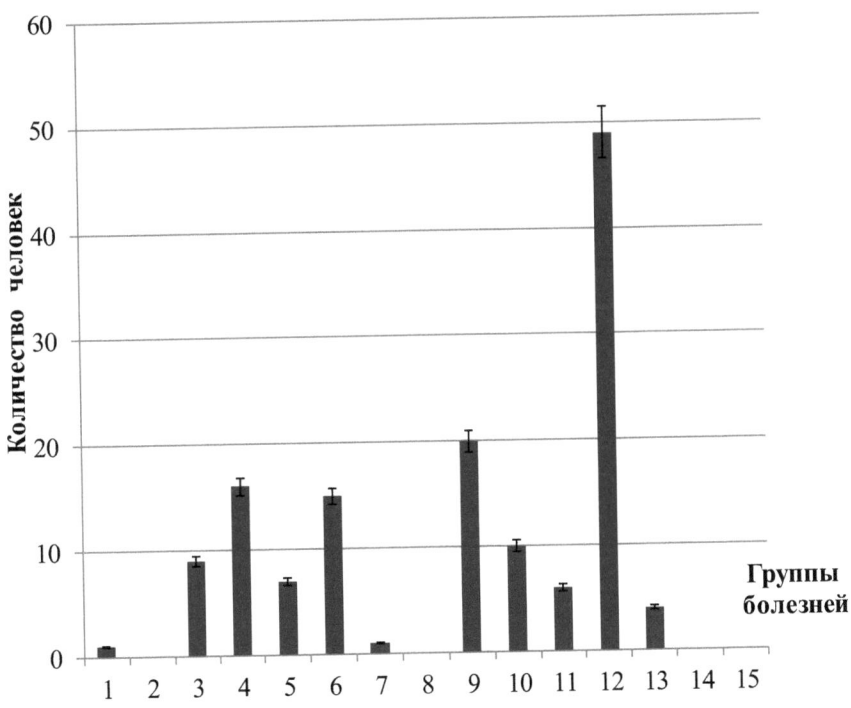

**Рис. 7. Заболеваемость школьников в возрасте 7-14 лет МБОУ СОШ №129**

1-Некоторые инфекционные и паразитарные болезни

2-Новообразования

3-Болезни крови и кроветворных органов

4-Болезни эндокринной системы, расстройства питания и нар-я обмена веществ

5-Болезни нервной системы

6-Болезни глаза и его придаточного аппарата

7-Болезни уха и сосцевидного отростка

8-Болезни системы кровообращения

9-Болезни органов дыхания

10-Болезни органов пищеварения

11-Болезни кожи и подкожной клетчатки

12-Болезни костно-мышечной системы и соединительной ткани

13-Болезни мочеполовой системы

14-Врожденные аномалии(пороки развития)

15-Травмы, отравления и др.

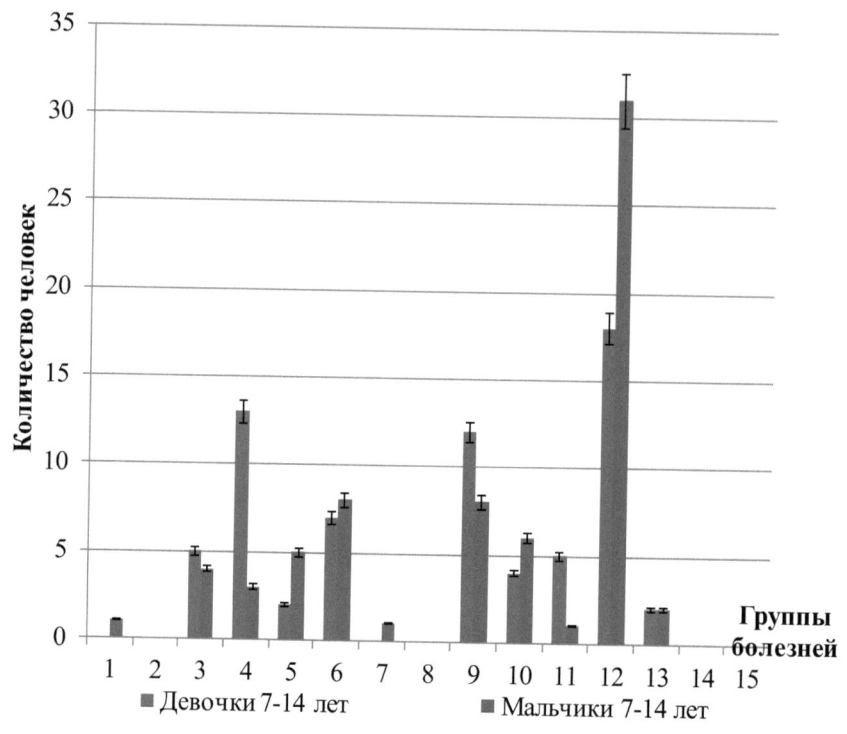

**Рис.8. Заболеваемость девочек и мальчиков в возрасте 7-14 лет МБОУ СОШ №129**

1-Некоторые инфекционные и паразитарные болезни
2-Новообразования
3-Болезни крови и кроветворных органов
4-Болезни эндокринной системы, расстройства питания и нар-я обмена веществ
5-Болезни нервной системы
6-Болезни глаза и его придаточного аппарата
7-Болезни уха и сосцевидного отростка
8-Болезни системы кровообращения
9-Болезни органов дыхания
10-Болезни органов пищеварения
11-Болезни кожи и подкожной клетчатки
12-Болезни костно-мышечной системы и соединительной ткани
13-Болезни мочеполовой системы
14-Врожденные аномалии(пороки развития)
15-Травмы, отравления и др.

Анализируя различия уровней заболеваемости между девочками и мальчиками выявлено, что уровень заболеваемости у девочек и мальчиков одинаково высок заболеваниями костно-мышечной системы и соединительной ткани, однако у мальчиков данная патология встречается почти в 2 раза чаще. Для девочек наиболее значимыми являются болезни эндокринной системы, расстройства питания и обмена веществ, органов дыхания и болезни глаза и его придаточного аппарата, а для мальчиков одинаково значимы патологии органов дыхания и болезни глаза и его придаточного аппарата, так же болезни органов пищеварения и нервной системы (рис. 7 и 8).

Оценка уровня заболеваемости школьников 7-14 лет, учащихся в школе №129 показала, что первое место занимают болезни костно-мышечной системы и соединительной ткани, второе болезни органов дыхания, третье и четвертое - болезни эндокринной системы, расстройства питания и нарушения обмена веществ и болезни глаза и его придаточного аппарата соответственно.

### 3.4 Сравнительный анализ и характеристика уровня заболеваемости школьников 7-14 лет состоящих на учете в детской поликлинике №8 и обучающихся в МБОУ СОШ №129 Орджоникидзевского района города Уфы

Из представленных данных в таблице №6 видно, что показатель общей заболеваемости МБОУ СОШ №129 почти в 1,5 раза выше аналогичного по детской поликлинике №8. Показатель общей заболеваемости детей в возрасте 7-14 лет по городу Уфе составляет 1115,93‰. Видно, что аналогичный показатель как в школе (690‰), так в поликлинике (453,11‰) значительно ниже. Уровень заболеваемости школьников 7-14 лет, учащихся в школе №129, значительно ниже поликлинического показателя уровня заболеваемости по инфекционным и паразитарным болезням (в 4 раза), болезням органов дыхания (в 3 раза), уха и сосцевидного отростка (в 3 раза); намного превосходит по болезням костно-мышечной системы и соединительной ткани (в 13 раз), эндокринной системы, расстройства питания и нарушения обмена веществ (в 7 раз), органов кровообращения(4 раза). Незначительные различия в уровне заболеваемости в школе и поликлинике по следующим нозологическим формам: болезни кожи и подкожной клетчатки, мочеполовой системы , органов пищеварения и нервной системы.

В отличии от поликлиники в школе в ходе оценки состояния здоровья школьников в возрасте 7-14 лет не выявлены болезни системы кровообращения, новообразований, врожденных аномалий (пороков развития), травм и отравлений (таблица 6).

Наиболее актуальными патологиями для школы и поликлиники являются болезни глаза и его придаточного аппарата и болезни органов дыхания. Далее на первый план по школьным показателям выходят болезни костно-мышечной системы и соединительной ткани, болезни эндокринной системы, расстройства питания и нарушения обмена веществ, а для поликлиники – органов пищеварения, кожи и подкожной клетчатки (рис. 9).

**Заболеваемость школьников, обучающихся в МБОУ СОШ №129 и детской поликлиники №8 Орджоникидзевского района г. Уфы.**

| Группа болезней | Зарегистрировано с данным заболеванием, ‰ | |
|---|---|---|
| | МБОУ СОШ№129 | ДП №8 |
| Показатель общей заболеваемости | 690,0 | 453,11 |
| Некоторые инфекционные и паразитарные болезни | 8,8 | 37,0 |
| Новообразования | 0 | 4,9 |
| Болезни крови и кроветворных органов | 78,9 | 17,5 |
| Болезни эндокринной системы, расстройства питания и нарушения обмена веществ | 140,4 | 19,1 |
| Болезни нервной системы | 61,4 | 37,8 |
| Болезни глаза и его придаточного аппарата | 131,6 | 113,8 |
| Болезни уха и сосцевидного отростка | 8,8 | 28,8 |
| Болезни системы кровообращения | 0 | 22,3 |
| Болезни органов дыхания | 175,4 | 456,1 |
| Болезни органов пищеварения | 87,7 | 78,8 |
| Болезни кожи и подкожной клетчатки | 52,6 | 77,5 |
| Болезни костно-мышечной системы и соединительной ткани | 429,8 | 31,9 |
| Болезни мочеполовой системы | 35,1 | 49,1 |
| Врожденные аномалии (пороки развития) | 0 | 14,6 |
| Травмы, отравления и др. | 0 | 10,9 |

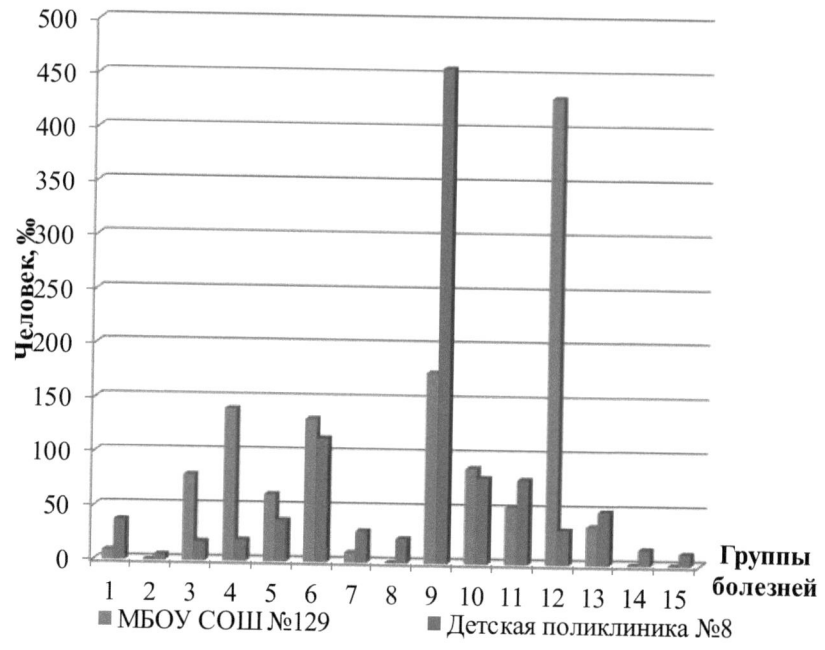

**Рис.9. Заболеваемость детей 7-14 лет состоящих на учете в детской поликлинике №8 и обучающихся в МБОУ СОШ №129 Орджоникидзевского района города Уфы**

1-Некоторые инфекционные и паразитарные болезни

2-Новообразования

3-Болезни крови и кроветворных органов

4-Болезни эндокринной системы, расстройства питания и нар-я обмена веществ

5-Болезни нервной системы

6-Болезни глаза и его придаточного аппарата

7-Болезни уха и сосцевидного отростка

8-Болезни системы кровообращения

9-Болезни органов дыхания

10-Болезни органов пищеварения

11-Болезни кожи и подкожной клетчатки

12-Болезни костно-мышечной системы и соединительной ткани

13-Болезни мочеполовой системы

14-Врожденные аномалии(пороки развития)

15-Травмы, отравления и др.

## ЗАКЛЮЧЕНИЕ

В процессе исследования установлено, что значимыми социально-гигиеническими факторами, позволяющими прогнозировать низкий уровень качества жизни, оказались следующие: низкий образовательный уровень родителей, неблагоприятные жилищно-бытовые условия, плохое материальное положение, нерегулярное или однообразное питание.

Влияние медико-биологических факторов на формирование здоровья ребенка наиболее значимое влияние в первые 6 лет жизни. Среди них наиболее значимыми оказались наличие хронических заболеваний, ожирение и частые ОРВИ. Наиболее отрицательно на здоровье ребенка влияют низкий санитарный уровень в семье, наличие вредных привычек у родителей. Так каждый третий учащийся, ответивший на вопросы анкеты, отметил отрицательное влияние фактора на состояние здоровья.

Выявлено влияние характера питания на качество жизни детей. Рациональное и полноценное питание является фактором профилактики многих заболеваний, которое способствует укреплению иммунитета, увеличения сопротивляемости организма к воздействию внешних факторов среды. Несбалансированное питание способствует развитию обменных нарушений и хронических заболеваний органов ЖКТ, эндокринной системы и др. В 75,5% семей питание детей характеризовалось как регулярное и полноценное. Нерегулярный прием пищи и/или однообразный рацион выявлен в каждой четвертой семье.

Правильное формирование режима дня детей способствует профилактике многих заболеваний. Занятие в спортивных секциях, частое пребывание на свежем воздухе, правильно организованный отдых в каникулы, уменьшение времени просмотра телевизора и занятий на компьютере, здоровый сон, могут способствовать правильному формированию костно-мышечной системы и уменьшению патологий со стороны этой системы, уменьшение заболеваний органов дыхания, глаза и его придаточного аппарата и нервной системы. Результаты анкетирования школьников показали, что каждый третий оценил свой режим дня как неудовлетворительный. Более трети проанкетированных детей в возрасте 7-14 лет (33,7%) увлекались компьютерными играми и регулярно смотрят телевизионные передачи. Это означает, что далее мы можем столкнуться с высокими показателями заболеваемости со стороны органов костно-мышечной системы, дыхания, нервной системы, болезнями глаза.

Показатели заболеваемости школьников 7-14 лет МБОУ СОШ№129 и результаты изучения социально-гигиенических условий жизни детей имеют линию взаимосвязи. Известно, что развитие заболеваний эндокринной системы, расстройства питания и нарушения обмена, костно-мышечной системы и др. обусловлено, прежде всего, его образом жизни и повседневным поведением. 30% школьников отмечали, что не соблюдают рациональный режим дня и питания, отсутствует культура движения и эмоций. Так каждый четвертый школьник в возрасте 7-14 лет страдает болезнью костно-мышечной системы, каждый 1/10 заболеваниями эндокринной системы, расстройства питания и нарушения обмена. Развитие и обострение не менее актуальных патологий, таких как заболевания органов дыхания, глаза и его придаточного аппарата способствует комплексное отрицательное воздействие факторов. В МБОУ СОШ №129 каждый 1/13 школьник младших и средних классов страдает от заболеваний глаза и его придаточного аппарата, а каждый десятый – органов дыхания.

Болезни органов дыхания, костно-мышечной системы и соединительной ткани, болезни эндокринной системы, расстройства питания и нарушения обмена, глаза и его придаточного аппарата являются наиболее актуальными для школьников 7-14 лет, учащихся в МБОУ СОШ№129. Полученные в ходе исследования результаты позволили запланировать дальнейшие действия. Необходима комплексная оценка состояния здоровья детей (клинико-анамнестические и лабораторно-инструментальные методы: общие анализы крови и мочи, антропометрические измерения, ЭКГ, осмотр ортопедом, хирургом, окулистом, невропатологом, ЛОР-врачом, по показаниям — эндокринологом, кардиологом, психологом, гастроэнтерологом исследования), оценка психологического статуса детей в возрасте 7-14 лет, оценка питания детей (как дома, так и двухнедельному меню в школе).

# ВЫВОДЫ

1. Среди факторов, оказывающих отрицательное влияние на здоровье

школьников в возрасте 7-14 лет, обучающихся в Муниципальном бюджетном образовательном учреждении средней общеобразовательной школе № 129, наиболее выраженное отрицательное действие на здоровье детей оказывает низкий образовательный уровень родителей, неблагоприятные жилищно-бытовые условия, плохое материальное положение, нерегулярное или однообразное питание.

2. В результате 34% обучающихся требуется корректировка режим дня,

который бы способствовал их оздоровлению. 31% респондентов испытывают отрицательное влияние со стороны медико-биологических факторов: 11.6% воспитываются не в полной семье, большинство родителей работают (82,7% матерей и 93,1% отцов) в условиях профессиональной вредности, имеют хронические заболевания, а средний доход на 1 члена семьи составил 3500 (2500–4780) руб. в месяц. а каждый седьмой ребенок нуждается в лечении хронического заболевания и/или его профилактике. Нерегулярный прием пищи и/или однообразный рацион выявлен в каждой четвертой семье (25%).

3. Оценка уровня заболеваемости детей, состоящих на учете в детской

поликлинике №8 за 2010-2012 гг. показала, что неуклонно продолжает расти уровень заболеваемости болезнями органов дыхания, значительно вырос в 2012 году по сравнению с 2010 уровень заболеваемости болезнями глаза и его придаточного аппарата и болезнями костно-мышечной системы и соединительной ткани;

увеличивается доля детей с заболеваниями мочеполовой системы. Хотя в сравнении со средними показателями общей заболеваемости и ее структуре, показатели в детской поликлинике №8 ниже в 2 и более раз.

4. Оценка уровня заболеваемости школьников 7-14 лет, обучающихся

в МБОУ СОШ №129, показала, что самые высокие показатели заболеваемости имеют болезни костно-мышечной системы и соединительной ткани, болезни органов дыхания на втором месте, на третьем и четвертом - болезни эндокринной системы, расстройства питания и нарушения обмена веществ и болезни глаза и его придаточного аппарата соответственно.

5. Уровень заболеваемости между девочками и мальчиками по группам

болезней различен. Выявлено, что уровень заболеваемости у девочек и мальчиков одинаково высок по заболеваниям костно-мышечной системы и соединительной ткани, однако у мальчиков данная патология встречается почти в 2 раза чаще. Далее для девочек наиболее значимыми являются болезни эндокринной системы, расстройства питания и обмена веществ, органов дыхания и болезни глаза и его придаточного аппарата, а для мальчиков одинаково значимы патологии органов дыхания и болезни глаза и его придаточного аппарата, так же болезни органов пищеварения и нервной системы.

6. Сравнительный анализ уровней заболеваемости детей по школе и

поликлинике, что показатель общей заболеваемости МБОУ СОШ №129 почти в 1,5 раза выше аналогичного по детской поликлинике №8, но ниже показателя по Уфе. Наиболее актуальными патологиями для школы и поликлиники являются болезни глаза и его придаточного аппарата и болезни органов дыхания. Далее по школе на ведущие позиции выходят болезни костно-мышечной системы и соединительной ткани, болезни эндокринной системы, расстройства питания и нарушения обмена веществ, а для поликлиники – органов пищеварения, кожи и подкожной клетчатки.

7. Необходимо продолжить исследования в МБОУ СОШ №129для

комплексной оценки состояния здоровья детей в возрасте 7-14 лет. Включить в перечень методов исследования клинико-анамнестические и лабораторно-инструментальные методы (общие анализы крови и мочи, антропометрические измерения, ЭКГ, осмотр ортопедом, хирургом, окулистом, невропатологом, ЛОР-врачом, по показаниям – эндокринологом, кардиологом, психологом, гастроэнтерологом исследования). Нужно провести оценку психологического статуса детей этого возраста, оценить питания (как дома, так и двухнедельному меню в школе).

# РЕКОМЕНДАЦИИ

1. Школе рекомендуется регулярно проводить анализ фактического питания детей и подростков и на основании выявленных нарушений разрабатывать нутрициологические профилактические мероприятия, направленные на охрану и укрепление здоровья детей и подростков и особенно на профилактику алиментарно-зависимой патологии. В целях снижения болезней расстройства питания, обмена веществ и иммунитета постоянно совершенствовать и повышать эффективность гигиенического обучения в школах в области рационального питания детей и подростков.

2. Учебная деятельность школьников включает три составных взаимосвязанных компонента: собственно умственную работу, полное статическое позное напряжение и динамическую физическую работу. При проведении урока нужно не забывать об организация физкультминуток и правильной посадке школьников за парты. Проведение физкультминуток необходимо на каждом уроке в начальных классах и на 5-6-м уроках в средних классах. Упражнения должны быть направлены на активизацию позных мышц (наклоны туловища, вращение головой), мышц нижних конечностей (приседания, тыльные и подошвенные сгибания стоп), упражнения для мелких мышц кисти, упражнение для профилактики переутомлении глаз;

3. Целесообразно было бы проведение теоретических уроков физкультуры. Они повысили бы привлекательность и авторитет этого предмета среди учащихся, что способствовало бы снижению заболеваний костно-мышечной системы и др.

# СПИСОК ЛИТЕРАТУРЫ

1.     Адаптационное состояние детского организма как индикатор неблагоприятного влияния окружающей среды / Н.А. Мешков, С.И. Иванов, Е.А. Вальцева, Б.М. Анциферов // Гигиена и санитария. – 2007. - №5. – С. 52-53.

2.     Баранов, А.А. Задачи педиатрической науки по охране здоровья детей / А.А Баранов // Вестник РАМН – 2003. - №8. – С. 3-5.

3.     Баранов, А.А. Состояние здоровья детей в Российской Федерации / А.А Баранов // Педиатрия – 2012. - №3. – С. 9-14.

4.     Баранов, А.А. Фундаментальные и прикладные исследования по проблемам роста и развития детей и подростков / А.А Баранов, Л.А. Щеплягина // Российский педиатрический журнал – 2000. - №5. – С. 5-12.

5.     Басманова Е.Д. Особенности физического развития детей в школах разного типа / Е.Д. Басманова, Н.К. Перевощикова // Российский педиатрический журнал. – 2009. - №1. – С. 52-57.

6.     Беляков, В.А. Физическое развитие детей школьного возраста, проживающих в Кирове, за десятилетний период / В.А. Беляков, И.В. Попова, В.Н. Жуков // Здравоохранение Российской Федерации. – 2005. - №6. – С. 53-55.

7.     Бусловская, Л.К. Здоровье, физическое развитие и адаптация первоклассников с нарушениями речи / Л.К. Бусловская, О.Н. Юрченко // Вопросы современной науки и практики. Университет им. В.И. Вернадского . – 2012. - №1. – С. 83-89.

8.     Величковский, Б.Т. Рост и развитие детей и подростков в России / Б.Т. Величковский, А.А. Баранов, В.Р. Кучма // Вестник РАМН. – 2004.- №1. – С. 43-45.

9.     Вельтищев, Ю.Е. Актуальные направления научных

исследований в педиатрии / Ю.Е. Вельтищев // Российский вестник перинатологии и педиатрии. – 2003. - №1. – С. 5-11.

10. Вирабова, А.Р. Физиолого-гигиеническая оценка личностно-ориентированного обучения / А.Р. Вирабова, В.Р. Кучма // Гигиена и санитария. – 2006. - №1. – С. 74-75.

11. Влияние массы тела при рождении на физическое развитие детей и подростков / С.И. Трухина, А.Н. Трухин, В.И. Циркин, С.В. Хлыбова // Гигиена и санитария. – 2012.- №2. – С. 73-77.

12. Влияние экологического неблагополучия среды на частоту патологии щитовидной железы у детского населения Брянской области / А.В. Корсаков, В.П. Трошин, В.П. Михалев, Е.Э. Улыбашева // Гигиена и санитария. – 2011.- №4. – С. 162-167.

13. Волкова, Л.Ю. Сравнительная оценка методов выявления избыточной массы тела и ожирения у детей / Л.Ю. Волкова, О.Н. Комарова, И.Я. Конь // Гигиена и санитария. – 2011.- №1. – С. 80-83.

14. Волкова, Л.Ю. Физическое развитие школьников Москвы: современное состояние и методы оценки / Л.Ю. Волкова, М.В. Копытко, И.Я. Конь // Гигиена и санитария. – 2004.- №4. – С. 42-45.

15. Гигуз, Т.Л. Динамика физического развития учащихся школ города Новосибирска / Т.Л. Гигуз, А.Я. Поляков, Н.Д. Богачанов // Гигиена и санитария. – 2003.- №1. – С. 50-52.

16. Давыденко, Л.А. Физическое развитие школьников образовательных учреждений Волгограда / Л.А. Давыденко // Гигиена и санитария. – 2004. - №2. – С. 45-48.

17. Давыденко, Л.А. Физическое развитие школьников Волгограда / Л.А. Давыденко // Российский педиатрический журнал. – 2004. - №3. – С. 52-54.

18. Динамика состояния здоровья детей и подростков в образовательных учреждениях Республики Башкортостан / А.Г. Муталов, Г.П. Ширяева, Р.Р. Галимов [и др.] // Медицинский вестник

Башкортостана. – 2012. - №6. – С. 98-102.

19. Дрожжина, Н.А. Социально-гигиеническое исследование физического развития школьников / Н.А. Дрожжина, А.Е. Тишук // Санитарный врач. – 2013. - №1. – С. 024-029.

20. Зарытовская, Н.В. Индивидуальное здоровье юношей-подростков, обучающихся в средней школе / Н.В. Зарытовская, А.С. Калмыкова// Гигиена и санитария. – 2012. - №2. – С. 83-85.

21. Здоровьесберегающие возможности педагогических технологий / М.И. Степанова, З.И. Сазанюк, М.А. Поленова [и др.] // Гигиена и санитария. – 2012. - №2. – С. 52-55.

22. Изаак, С.И. Модель популяционного мониторинга состояния физического здоровья детей, подростков и молодежи / С.И. Изаак // Санитарный врач. – 2004. - №8. – С. 33-34.

23. Инструкция по комплексной оценке состояния здоровья детей. – утв. приказом Минздрава РФ от 30.12.03 №621.

24. Кашлева, Е.А. Гигиеническая оценка влияния средовых факторов на физическое развитие детского контингента/ Е.А. Кашлева, Л.П. Игнатьева, М.О. Потапова // Профилактическая и клиническая медицина. – 2012. - №1. – С. 15-18.

25. Кузьмина, А.А. Динамика массы тела как критерий процесса адаптации первоклассников к школе / А.А. Кузьмина, Т.Е. Таранушенко // Педиатрия. – 2005. - №6. – С. 79-82.

26. Куинджи, Н.Н. Валеология / Пути формирования здоровья школьников. – М.: Аспект Пресс, 2001. – 139 с.

27. Кучма, В.Р. Руководство по гигиене и охране здоровья школьников / В.Р. Кучма, Г.Н. Сердюковская, А.К. Демин. – М.: Российская ассоциация общественного здоровья, 2000. – 152 с.

28. Кучма, В.Р. Гигиена детей и подростков: учебник / В.Р. Кучма. – М.: Медицина, 2010. – 384 с.

29. Кучма, В.Р. О состоянии и перспективах

совершенствования санитарно-эпидемиологического контроля за условиями воспитания, обучения, досуга и состояния здоровья детей и подростков / В.Р. Кучма // Вестник Санкт-Петербургской государственной медицинской академии им. И.И. Мечникова. - 2002.-№1-2.- С. 42-45.

30. Кучма, В.Р. Подходы к оценке уровня санитарно-эпидемиологического благополучия образовательных учреждений для детей и подростков / В.Р. Кучма, О.Ю. Милушкина // Гигиена и санитария. - 2004.- №3.- С. 47-50.

31. Кучма, В.Р. Оценка физического развития как скрининг-тест выявления детей с донозологическим нарушением / В.Р. Кучма, В.В. Чепрасов // Гигиена и санитария. - 2004.- №4.- С. 39-42.

32. Кучма, В.Р. Научно-методические основы охраны и укрепления здоровья подростков России / В.Р. Кучма, И.К. Рапопорт // Гигиена и санитария. - 2011.- №4.- С. 53-59.

33. Кучма, В.Р. Показатели здоровья детей и подростков в современной системе социально-гигиенического мониторинга / В.Р. Кучма // Гигиена и санитария. - 2004.- №6.- С. 14-16.

34. Кучма, В.Р. Приоритетные критерии оценки состояния здоровья населения (диагностика, профилактика и реабилитация) / В.Р. Кучма, Л.М. Сухарева // Гигиена и санитария. - 2005.- №6.- С. 42-45.

35. Кучма, В.Р. Санитарно-эпидемиологическое благополучие детей и подростков в современных условиях: проблемы и пути решения / В.Р. Кучма, Л.М. Сухарева // ЗНиСО. - 2012.- №8.- С. 4-6.

36. Кучма, В.Р. Физическое развитие московских и киевских школьников / В.Р. Кучма, Н.А. Скоблина, А.Г. Платонова // Гигиена и санитария. - 2011.- №1.- С. 75-78.

37. Максимова, Т.М. Социальный градиент в формировании здоровья детей / Т.М. Максимова // Здравоохранение Российской

Федерации. – 2003. - №2. – С. 43-46.

38. Методы исследования физического развития детей и подростков в популяционном мониторинге: Руководство для врачей. // Ред. А.А. Баранов и В.Р. Кучма. - Москва, 1999. – 230 с.

39. Мокеева, М.М. Влияние комплекса факторов окружающей среды на организм учащихся младших классов / М.М. Мокеева, Н.П. Сетко // Гигиена и санитария. – 2002. - №2. – С. 64-66.

40. Мониторинг физического развития учащихся начальной школы по показателям длины и массы тела / Ю.Г. Кузмичев, И.Ш. Якубова, Л.П. Харитонова, Е.А. Калюжный // Вестник СПбГМА им. И.И. Мечникова. - 2002.- № 1-2.- С. 55-58.

41. Новые подходы к мониторингу здоровья школьников / А.Г. Румянцев, Д.Д. Панков, С.М. Чечельницкая [и др.] // Российский педиатрический журнал. – 2004. - №3. – С. 4-7.

42. Онищенко, Г.Г. Социально-гигиенические проблемы состояния здоровья детей и подростков / Г.Г. Онищенко // Гигиена и санитария. – 2001. - №5. – С. 7-11.

43. Онищенко, Г.Г. О санитарно-эпидемиологическом благополучии общеобразовательных учреждений Российской Федерации / Г.Г. Онищенко // Гигиена и санитария. – 2004. - №4. – С. 3-5.

44. Онищенко, Г.Г. Актуальные проблемы методологии оценки риска и ее роль в совершенствовании системы социально-гигиенического мониторинга / Г.Г. Онищенко // Гигиена и санитария. – 2005. - №2. – С.3-6.

45. Онищенко, Г.Г. Проблема улучшения здоровья учащихся и состояние общеобразовательных учреждений / Г.Г. Онищенко // Гигиена и санитария. – 2005. - №3. – С.40-43.

46. Онищенко, Г.Г. Санитарно-эпидемиологическое благополучие детей и подростков: состояние и пути решения

проблемы / Г.Г. Онищенко // Гигиена и санитария. – 2007. - №4. – С. 53-59.

47. Особенности адаптированности детей к факторам среды обитания и критерии их оценки / Сетко А.Г., Сетко Н.П., Макарова Т.М. [и др.] // Гигиена и санитария. – 2005. - №6. – С. 57-58.

48. Особенности физического и биологического развития детей и подростков Республики Башкортостан / Мусина И.А., Ширяева Г.П., Муталова А.Г. [и др.] // Медицинский вестник Башкортостана. – 2012. - №2. – С. 11-15.

49. Оценка фактического питания школьников г. Уфы / А.Т. Зулькарнаева, Е.А. Поварго, Т.Р. Зулькарнаев, Л.Б. Овсянникова // Современные проблемы науки и образования. – 2012.- №4. – С. 40.

50. Паренкова, И.А. Характер питания и качество жизни подростков, проживающих в условиях йододефицита / И.А. Паренкова, В.Ф. Коколина // Вопросы детской диетологии. – 2011. - №1. – С. 5-11.

51. Платонова, А.Г. Изменения в физическом развитии киевских школьников за десятилетний период (1996 – 2008 гг.) / А.Г. Платонова // Гигиена и санитария. – 2012. - №2. – С. 69-73.

52. Профилактика нарушений и заболеваний костно-мышечной системы у учащихся общеобразовательных учреждений / Н.Б. Мирская, А.Н. Коломенская, А.В. Ляхович [и др.] // Гигиена и санитария. – 2008. - №5. – С. 62-68.

53. Рапопорт, И.К. Оценка динамики заболеваемости школьников по результатам профилактических медицинских осмотров / И.К. Рапопорт // Гигиена и санитария. – 2005. - №6. – С. 48-50.

54. Сауткин, М.Ф. Материалы многолетних исследований физического развития школьников / М.Ф. Сауткин, Г.И. Стунеева //

Здравоохранение Российской Федерации. – 2005. - №1. – С. 55-57.

55. Сетко, А.Г. Методические основы гигиенической оценки факторов, формирующих здоровье детского населения, проживающего на урбанизированной и сельской территориях: автореф. дис. ... док. мед. наук. – Оренбург, 2008. – 46 с.

56. Сетко, Н.П. Организация медико – психолого - педагогической службы у первоклассников в условиях гимназического образования / Н.П. Сетко, А.С. Лозинский, Е.В. Булычева// Гигиена и санитария. – 2012.- №3. – С. 54.

57. Сетко, Н.П. Особенности формирования адаптационных возможностей гимназистов-первоклассников / Н.П. Сетко, А.С. Лозинский, Е.В. Булычева// Гигиена и санитария. – 2012.- №1. – С. 51-53.

58. Скоблина, Н.А. История изучения показателей физического развития детей и подростков в гигиене / Н.А. Скоблина, О.Ю. Милушкина, Н.А. Бокарева// Гигиена и санитария. – 2012.- №8. – С. 12-14.

59. Соколова, Н.В. Характеристика качества жизни школьников / Н.В. Соколова // Гигиена и санитария. – 2006. - №5. – С. 74-75.

60. Состояние здоровья учащихся образовательных учреждений Республики Башкортостан и организационные аспекты медицинской помощи / С.Ш. Мурзабаева, Н.Х. Шарафутдинова, А.Р. Рахматова, З.М. Султанаева // Бюллетень Национального научно-исследовательского института общественного здоровья. – 2004.- Выпуск 4. – С. 107-111.

61. Сухарев, А.Г. Технология социально-гигиенического мониторинга детского и подросткового возраста / А.Г. Сухарев // Гигиена и санитария. – 2002. - №1. – С. 64-67.

62. Сухарев, А.Г. Состояние здоровья детского населения в

напряженных экологических и социальных условиях / А.Г. Сухарев, С.А. Михайлова // Гигиена и санитария. – 2004. - №1. – С. 47-51.

63. Сравнительная характеристика физиометрических показателей физического развития школьников / Н.В. Чагаева, И.В. Попова, А.Н. Токарев [и др.] // Гигиена и санитария. – 2011. - №2. – С. 72-75.

64. Теппер, Е.А. Динамическая оценка гармоничности физического развития детей, начавших обучаться в школе в разном возрасте / Е.А. Теппер, Т.Е. Таранушенко // Российский педиатрический журнал. – 2012. - №2. – С. 60-63.

65. Уварова, Е.В. Пособие по обследованию состояния репродуктивной системы детей и подростков / Е.В. Уварова, Д.И. Тарусин // М. – 2009.

66. Участие родителей в профилактике и коррекции нарушений и заболеваний костно-мышечной системы у школьников / Н.Б. Мирская, А.В. Ляхович, А.Н. Коломенская, А.Д. Синякина // Гигиена и санитария. – 2012.- №1. – С. 59-64.

67. Феодосиади, О.С. Мониторинг состояния здоровья сельских школьников Ставропольского края / О.С. Феодосиади, А.С. Калмыкова, М.А. Попова // Гигиена и санитария. – 2008. - №5. – С. 68-70.

68. Физическое развитие школьников Нижнего Новгорода / А.В. Леонов, Н.А Матвеева, Ю.Г. Кузьмичев [и др.] // Российский педиатрический журнал. – 2004. - №3. – С. 10-14.

69. Храмцов, П.И. Мониторинг функциональных возможностей организма школьников / П.И. Храмцов, Г.И. Шешенева // Гигиена и санитария. – 2003. - №5. – С. 56-58.

70. Хорошева, Т.А. Влияние учебного процесса на физическое развитие учащихся начальных классов инновационных школ / Т.А.

Хорошева, А.И. Бурханов // Гигиена и санитария. – 2004. - №4. – С. 57-59.

71. Чмиль, И.Б. Возрастная динамика антропометрических показателей детского населения Красноярска / И.Б. Чмиль, Л.Н. Медведева // Гигиена и санитария. – 2002. - №2. – С. 49-51.

72. Шарапова, О.В. Государственная политика в области охраны здоровья детей / О.В. Шарапова // Российский вестник перинатологии и педиатрии. – 2003. - №6. – С. 6-8.

73. Щепин, О.П. Здоровье и физическое развитие детей в России в 1985-2000 гг. / О.П. Щепин, Е.А. Тишук // Российский педиатрический журнал. – 2004.- №1. – С. 47-49.

74. Щеплягина, Л.А. Факторы риска и формирование здоровья детей / Л.А. Щеплягина // Российский педиатрический журнал. - 2002. - №2. - С. 4-5.

75. Шпангенберг, С. Воздействие факторов учебной среды и обучения на состояние здоровья учеников / С. Шпангенберг, Б. Боева // Гигиена и санитария. – 2003. - №5. – С. 50-53.

76. Ямпольская, Ю.А. Оценка физического развития школьников Москвы в последние десятилетия / Ю.А. Ямпольская // Гигиена и санитария. – 2003. - №1. – С. 10-13.

77. Ямпольская, Ю.А. Состояние, тенденции и прогноз физического развития детей и подростков в России / Ю.А. Ямпольская, Е.З. Година // Российский педиатрический журнал. – 2005. - №2. - С. 30-38.

78. Ямпольская, Ю.А. Региональное разнообразие и стандартизированная оценка физического развития детей и подростков / Ю.А. Ямпольская // Педиатрия. – 2005. - №6. - С. 73-76.

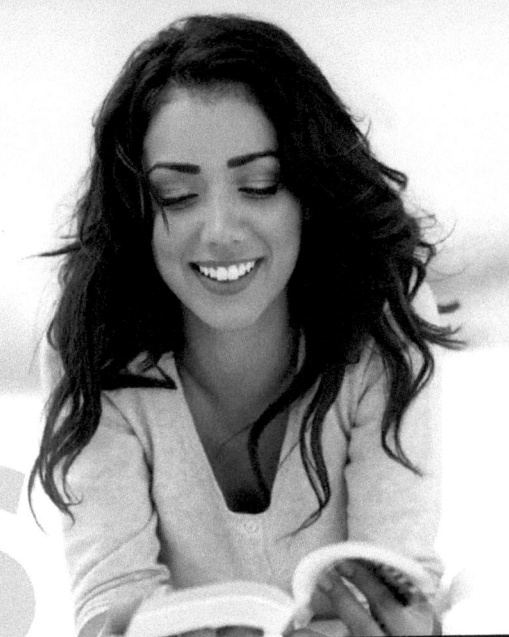

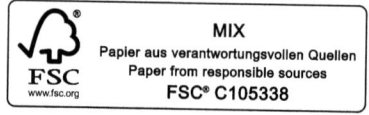
Printed by Books on Demand GmbH, Norderstedt / Germany